TABLA DE ALIMENTOS QUEMADORES DE GRASAS

Colección HERAKLES

Heike Knophius

TABLA DE ALIMENTOS QUEMADORES DE GRASAS

ADELGAZAR COMIENDO Y DISFRUTANDO DE LA COMIDA.
ALIMENTOS QUE AYUDAN A ADELGAZAR («FATBURNERS»).
SUGERENCIAS PARA COMER FUERA DE CASA.

HISPANO EUROPEA

Asesor Técnico: **Santos Berrocal.**

Título de la edición original:
GU Kompass, Fatburner

Primer de Maig, 21 - Pol. Ind. Gran Via Sud
08908 L'Hospitalet - Barcelona (España)
E-mail: hispanoeuropea@hispanoeuropea.com

Depósito Legal: B. 39473-2008

ISBN: 978-84-255-1593-4

Séptima edición

Consulte nuestra web:
www.hispanoeuropea.com

Advertencia importante
Las sugerencias expresadas en este libro y los valores indicados en sus tablas han sido calculados con el máximo esmero y han demostrado su validez en la práctica. De todos modos, el seguir o no estas indicaciones depende exclusivamente de la voluntad de las lectoras y los lectores. La autora y la editorial no pueden asumir ninguna responsabilidad acerca de los resultados.

IMPRESO EN ESPAÑA PRINTED IN SPAIN

COMGRAFIC, S. A. - Llull, 105-107, - 08005 Barcelona

ÍNDICE

SOBRE LA AUTORA

Heike Knophius estudió ciencias alimentarias en Giessen. Durante mucho tiempo fue la responsable de las secciones de cocina y alimentación en diversas revistas dirigidas principalmente al público femenino. Actualmente trabaja como periodista «freelance» y se ocupa principalmente de temas relacionados con la alimentación moderna.

PRÓLOGO

Perder peso y conservar la figura para siempre. ¿A quién no le gustaría conseguirlo? Existen actualmente una gran cantidad de dietas para todos los gustos, pero en la mayoría de los casos acaba por producirse un «efecto yoyó». La solución es ésta: elija alimentos quemadores de grasas («fatburners»). Son alimentos que ayudan al organismo a quemar las grasas y activan el metabolismo.

Desde la década de 1980 sabemos lo que es el Índice Glucémico de alimentos (al que llamaremos de forma abreviada «IG») y cuál es su significado. El IG es lo que distingue la sensación de apetito o de saciedad. Si ingerimos alimentos con un IG bajo, la concentración de azúcar aumentará muy lentamente. Así, la sensación de saciedad se prolonga durante más tiempo y no se tiene apetito constantemente. De esto es de lo que trata este libro.

Aquí encontrará todo lo que necesita saber acerca del factor IG, cuáles son los alimentos que ayudan a adelgazar y por qué las sustancias biológicas y los oligoelementos son tan importantes para alcanzar el peso idóneo y sentirse a gusto.

Para poner rápidamente en práctica los conocimientos resumidos en las tablas puede seguir de inmediato el «régimen Fatburner» de 7 días que le proponemos. Así no sólo adelgazará sin pasar hambre, sino que además disfrutará de lo que come.

Además le daremos muchos otros consejos y sugerencias, como por ejemplo qué es lo que puede comer en el restaurante o en el bar sin que luego sienta remordimientos.

Adelgazar con «fatburners» es divertido; y conseguirá mantener la figura. Y olvídese del efecto yoyó para siempre. Le deseo mucho éxito y que disfrute de la lectura de este libro.

Heike Knophius

LO QUE NECESITA SABER ACERCA DEL FACTOR IG

(ÍNDICE GLUCEMICO DE ALIMENTOS)

Adelgazar y conservar la figura es mucho más fácil de lo que usted cree. ¿Ha seguido ya muchas dietas sin obtener los resultados que esperaba? Con lo que conocemos como «fatburners» le garantizo que alcanzará su peso ideal. El elemento clave en todo esto es el Índice Glucémico, y lo abreviamos como IG. Es el que determina si poco después de una comida volveremos a tener apetito, volveremos a comer y engordaremos.

EL ÍNDICE GLUCÉMICO

El IG indica la velocidad a la que aumenta la tasa de glucemia cuando se consume un alimento rico en carbohidratos. Los que poseen un IG elevado se digieren rápidamente y hacen que la tasa de glucemia aumente mucho y rápidamente. Pero luego desciende casi con la misma rapidez y se produce una sensación de hambre. Muy distinto es lo que sucede con los alimentos de IG bajo. Su digestión requiere más tiempo y la tasa de glucemia aumenta más len-

ADVERTENCIA

Los carbohidratos contienen diversos tipos de azúcares, y el organismo tiene que ocuparse de transformarlos en glucosa, que es el azúcar con el que puede trabajar nuestro cuerpo. Si elige los carbohidratos adecuados, su organismo consumirá energía incluso para convertirlos en glucosa.

tamente. No se producen «picos» en la gráfica y el descenso de la tasa de glucemia tampoco es tan rápido. Usted conserva la sensación de saciedad durante más tiempo y se siente en forma (vea la página 9).

Los alimentos con un IG bajo actúan como «quemadores de grasas». Hacen que la tasa de glucemia no aumente a toda velocidad y que usted no sienta constantemente la necesidad de comer cosas dulces de forma descontrolada.

Los alimentos con un IG bajo

- permiten que la tasa de glucemia aumente lentamente,
- ayudan a cambiar progresivamente los hábitos alimenticios,
- ayudan a perder peso,
- ejercen un efecto positivo en la tasa de insulina.

Los distintos carbohidratos

Los carbohidratos son especialmente abundantes en los alimentos de origen vegetal tales como cereales, frutas, verduras y legumbres. Pero también encontramos carbohidratos en la leche y en los productos lácteos.

SUGERENCIA

La velocidad con la que el organismo asimila los carbohidratos depende también de la forma en que los consumamos. Si los carbohidratos van acompañados de fibra y grasas su digestión es más lenta. Procure elegir alimentos ricos en fibra. Son mejores que los que contienen demasiada grasa y carbohidratos.

Existen carbohidratos que solamente contienen un tipo de azúcar (por ejemplo, la fruta solamente contiene fructosa), mientras que otros pueden contener dos o más azúcares. Así, la lactosa de la leche está formada por dos azúcares primarios mientras que los carbohidratos de las legumbres, los cereales y las patatas están formados por la unión de muchos.

Cuantos más sean los azúcares que contenga un alimento, mayor será la cantidad de energía que tendrá que emplear el organismo para transformarlos en glucosa. Ésta se acumula en el hígado y en los músculos. Tanto el cerebro como los músculos necesitan glucosa para poder trabajar. En cuanto las reservas se vacíen habrá que volver a llenarlas.

INSULINA CONTRA GLUCÓGENO

Nuestro páncreas segrega dos hormonas que son las que determinan si engordamos y nos mantenemos gordos o si adelgazamos. Si usted consume alimentos con un IG elevado, sean sólidos o líquidos, su páncreas segrega la hormona insulina. Es de una importancia vital: sin insulina, el azúcar se queda en la sangre y deteriora los nervios y los vasos sanguíneos. Por otra parte, si la secreción de insulina es excesiva puede tener fatales consecuencias para la figura.

ADVERTENCIA

Originariamente, el IG (Índice Glucémico de alimentos) se estableció para facilitar la dieta alimenticia de los diabéticos. Con él se podía controlar con facilidad un posible aumento rápido de la tasa de glucemia. Pero actualmente el IG también ha demostrado ser de gran utilidad en la nutrición moderna.

La insulina engorda

Cuando su tasa de glucemia aumenta a toda velocidad, su páncreas segrega una gran cantidad de insulina. Ésta se encarga de que las moléculas de azúcar vayan directamente a las células y de que se quede en ellas. Esto hace que la tasa de glucemia descienda de nuevo a gran velocidad, e incluso que caiga por debajo del valor normal. Entonces, el cerebro deja de recibir la glucosa que le proporciona la energía necesaria para seguir funcionando. Usted se nota cansado, abatido, incapaz de concentrarse y de repente le apetece muchísimo comer algo dulce. Consume golosinas de forma inconsciente, se repite el proceso y entra en un círculo vicioso. Se estimula de nuevo la secreción de insulina, el azúcar pasa rápidamente a las células y usted vuelve a sentir la necesidad de comer o beber algo dulce.

Si su organismo se habitúa a segregar constantemente insulina será incapaz de emitir la señal de «estoy saciado». Usted no dejará de engordar. El glucógeno es un quemador de grasas, pero no intervendrá mientras la insulina esté activa.

SUGERENCIA

Si le gusta «picar» algo entre las comidas, elija alimentos con un IG bajo, como por ejemplo una manzana, bayas o albaricoques secos. Estos alimentos hacen que la tasa de glucemia aumente muy lentamente y que luego su descenso también sea lento. Solamente así se permite que el glucógeno pueda llegar a activarse.

El glucógeno adelgaza

El glucógeno desempeña una función contraria a la de la insulina. En cuanto la tasa de glucemia baja de un determinado valor, el páncreas empieza a segregar glucógeno. Esta hormona se encarga de estimular al hígado para que vuelva a elevar la tasa de glucemia. Y esto lo consigue a base de transformar en azúcar la grasa del tejido adiposo.

¿COMO SE DETERMINA EL IG (ÍNDICE GLUCÉMICO DE ALIMENTOS)?

Según Crapo, los alimentos se clasifican en una escala que va del 1 al 100. Dado que la glucosa pasa inmediatamente a la sangre, se le asigna el valor 100. Es decir, es el valor de referencia. Todos los demás valores se establecen con relación a éste.

El IG de muchos alimentos se ha determinado por vía experimental efectuando análisis de sangre a personas que se han ofrecido voluntariamente a estas pruebas. Estos valores nos indican la forma en que aumenta y desciende la tasa de glucemia con relación a la de la glucosa. Distinguiremos entre alimentos con un IG bajo (hasta 50), alto (hasta 70) y muy alto (a partir de 70).

UN IG (ÍNDICE GLUCÉMICO DE ALIMENTOS) ALTO ENGORDA

Entre los alimentos con un IG elevado encontramos no sólo el azúcar, sino también todos los productos que contienen azúcar. Y el azúcar que nos engorda no solamente forma parte de los dulces, pasteles y repostería, sino que también está presente en zumos, re-

Carbohidratos buenos y malos

- Concentración de azúcar en la sangre en g/l
- Índice glucémico elevado
- Minutos
- Concentración de azúcar en la sangre en g/l
- Índice glucémico bajo

Los alimentos con un IG alto hacen que la tasa de glucemia suba mucho y muy deprisa. Por el contrario, los alimentos con un IG bajo aumentan lentamente la tasa de glucemia y permiten que su descenso también sea lento.

frescos, mueslis preparados, chocolates y otros muchos alimentos de fabricación industrial.

Al tratar los alimentos crudos suele perderse gran parte de la fibra que éstos contienen. Es lo que sucede con el arroz instantáneo, el puré de patatas, el pan blanco y las mermeladas. Y éstos son solamente unos pocos ejemplos. Lo mejor es prescindir de estos productos siempre que sea posible.

EL IG (ÍNDICE GLUCÉMICO DE ALIMENTOS) Y LA ALIMENTACIÓN DE LOS DEPORTISTAS

Los deportistas ya hace mucho tiempo que aprendieron a apreciar las ventajas de una alimentación rica en carbohidratos e incluyen en sus dietas una gran cantidad de ellos, especialmente antes de las competiciones.

Las comidas ricas en carbohidratos, con un IG bajo y un elevado contenido en vitaminas y sales minerales hacen que el organismo reciba energía de una forma lenta y continuada durante la práctica del deporte. Estas comidas han de consumirse con dos horas de anterioridad.

Durante la práctica del deporte conviene tomar bebidas que contengan carbohidratos de asimilación rápida y minerales, para que aporten energía de forma inmediata a la vez que se compensa la deshidratación y la pérdida de minerales que va asociada a ésta. Después del deporte, los alimentos con un IG

SUGERENCIA

Si desea adelgazar y conservar su peso no es suficiente con que cuide los «quemadores de grasa». Ninguna dieta es útil si no hay actividad física. Planifique un pequeño «plan de entrenamientos» para incluirlo en su rutina diaria.

elevado ayudan a «recargar» las reservas energéticas del organismo.

El movimiento le proporcionará felicidad. Al cabo de unos pocos días ya notará cómo se desarrollan sus músculos y cómo su cuerpo se vuelve más fibroso. Ganará flexibilidad y se sentirá mejor. Y para ello no es necesario que vaya al gimnasio ni al estudio de fitness.

Despierte al niño que hay en usted

- *Camine más deprisa.*
- *Por las mañanas, salte durante algunos minutos delante del espejo.*
- *Consiga unos patines en línea.*
- *Nade con frecuencia, pero sin pretender competir.*
- *Pasee tranquilamente en bicicleta disfrutando del paisaje.*
- *Ceda el ascensor a los demás.*
- *Salte a la cuerda.*
- *Recupere el aro de hula-hoop del garaje o emplee el de su hija.*
- *Baile con su música favorita.*
- *En invierno, vuelva a esquiar o a patinar sobre hielo.*
- *Organice espontáneamente una batalla de bolas de nieve.*
- *Ayude a sus amigos en las tareas del jardín.*
- *Vaya caminando hasta un bar que esté bastante lejos y al llegar pida un agua mineral o un zumo de manzana.*

Encontrará ocasiones para ejercitarse en cualquier momento y en cualquier lugar: efectuando las tareas domésticas, paseando por el parque o incluso en su despacho.

Pero después de hacer un poco de ejercicio no se le ocurra recompensarse con algunas calorías «extra», aunque la actividad le despierte el apetito. Calme su sed con agua mineral o con zumos de fruta o verdura diluidos. Si desea comer algo, elija fruta o yogur desnatado con trocitos de fruta.

GRASAS: ELIJA CORRECTAMENTE

Los alimentos con un elevado contenido en ácidos grasos saturados son los que proporcionan las grasas «malas», mientras que las grasas «buenas» las encontramos en los alimentos ricos en ácidos grasos mono o poliinsaturados. Los alimentos ricos en grasas deben ser consumidos con moderación porque la grasa aporta casi el doble de calorías que los carbohidratos o las proteínas.

SUGERENCIA

Consuma la menor cantidad de grasa posible y para condimentar o cocinar los alimentos emplee únicamente aceite vegetal. Coma pescado al vapor por lo menos dos veces a la semana.

«Grasas buenas»

Encontramos abundancia de ácidos grasos monoinsaturados en los aceites de cacahuete, soja y oliva, así como en los aguacates, los cacahuetes y la carne de ave.

Los ácidos grasos poliinsaturados se encuentran en los aceites de soja, girasol y germen de maíz. Otras buenas fuentes son las nueces, las semillas y el pescado azul (caballa, arenque, sardina, salmón, etc.). Los ácidos grasos poliinsaturados más importantes son el linoleico y el linolénico.

«Grasas malas»

Se encuentran principalmente en los alimentos de origen animal como la carne, los embutidos, los quesos, los huevos y la mantequilla. Algunos productos vegetales, como el cacao y la manteca de cacao también contienen ácidos grasos saturados y, por tanto, grasa «mala». Ésta es la que hace aumentar el nivel de colesterol en la sangre.

FACTOR DE RIESGO: GRASA Y CARBOHIDRATOS

La combinación de grasa y alimentos con un IG (Índice Glucémico de alimentos) elevado suele tener nefastas consecuencias para la figura. Al aumentar rápidamente la concentración de glucosa en la sangre se segrega más insulina (ver página 6) y las moléculas de grasa pasan inmediatamente a las células sin ser quemadas. Esto hace aumentar esas antiestéticas adiposidades de las caderas, el vientre y las posaderas.

Regla nº 1:

Evite combinar alimentos ricos en grasas con productos que tengan un IG elevado:

- Cerdo asado con salsa y patatas
- Espaguetis con salsa de Gorgonzola
- Baguette con queso o salchichón
- Salchichas y otros embutidos con patatas fritas

Regla nº 2

Cuando consuma productos con un IG elevado, combínelos con alimentos bajos en grasas, por ejemplo:

- Patatas al horno con queso fresco
- Patatas asadas con bistec
- Espaguetis con verdura
- Arroz integral con pescado hervido

Regla nº 3

Organice sus menús de forma que incluyan alimentos con un IG bajo, mucha fibra, poca grasa, pero de la «buena» y abundancia de proteínas.

SUGERENCIA

Si consume alimentos con un IG bajo y los combina con una buena cantidad de fibra, su tasa de glucemia subirá muy lentamente. Así se sentirá saciado durante más tiempo y a la larga perderá peso.

PROTEÍNAS: FUENTE DE ENERGÍA

Nuestro cuerpo, además de agua y grasas, también contiene proteínas. Está formado por 20-25 unidades proteicas distintas a las que conocemos como aminoácidos. Se encargan de renovar y reparar las células del organismo. Dado que nuestro cuerpo metaboliza diariamente hasta unos 300 g de proteínas (las descompone en aminoácidos para luego volver a agruparlos en nuevas proteínas), es necesario proporcionarle el aporte suficiente. Pero el hecho de que comamos suficientes proteínas no implica en absoluto que éstas puedan ser totalmente asimiladas por nuestro organismo. Por ejemplo, algunos aminoácidos son muy sensibles al calor y otros son difícilmente metabolizables si van acompañados de grasas. La falta de algunos oligoelementos también puede impedir que se asimilen determinadas proteínas, pues son necesarios para la producción de los enzimas que intervienen en su digestión (ver página 19).

ADVERTENCIA

Al contrario que los carbohidratos, cuya función es la de suministrar energía, las proteínas son las sustancias de las que está formado nuestro cuerpo. Y no solamente el nuestro; todos los seres vivos están formados por aminoácidos.

PROTEÍNAS ANIMALES Y VEGETALES

Las proteínas pueden ser de origen animal o vegetal. Por regla general, nuestro organismo aprovecha mejor las proteínas animales que las vegetales. Es decir, a partir de las proteínas animales puede producir más proteínas propias. De todos modos, combinando bien los alimentos se puede aumentar notablemente el aprovechamiento (valor biológico) de las proteínas de origen vegetal.

Combine lo siguiente:

- *Cereales con leche o productos lácteos (muesli).*
- *Patatas con leche o productos lácteos (patatas al horno con queso fresco o requesón).*
- *Verdura y carne magra o pescado.*
- *Legumbres y carne magra o pescado.*

De esta forma también le proporciona al organismo carbohidratos así como vitaminas y minerales. Así se aprovechan mucho mejor las proteínas, es decir, se metabolizan.

LAS PROTEÍNAS NOS ANIMAN

Las proteínas combinadas con carbohidratos elevan el estado de ánimo. Los carbohidratos solos tienden a producir cansancio o somnolencia porque estimulan la producción de unos neurotransmisores de efectos relajantes. Las proteínas lo impiden porque a partir del aminoácido tiroxina se producen los neurotransmisores dopamina y norepinefrina, que estimulan la actividad y nos mantienen alerta.

Calcule sus necesidades básicas de proteínas

Peso corporal en kg × 0,8 g = ... g de proteínas

Por ejemplo: 60 kg × 0,8 g = 48 g de proteínas

Normalmente se recomienda que los adultos ingieran diariamente 0,8 gramos de proteínas por kilo de peso. Es decir, que si usted pesa 60 kg deberá consumir diariamente 48 g de proteínas. Si se practican deportes esta necesidad puede llegar a duplicarse, y por este motivo los deportistas suelen tomar concentrados de proteínas.

«QUEMADORES DE GRASAS»: HORMONAS Y SUSTANCIAS BIOLÓGICAS

Las proteínas también son muy importantes para el equilibrio hormonal. Además del glucógeno, también hay otras hormonas que actúan como quemadores de grasas. Y su acción se ve potenciada por determinados aminoácidos.

LA HORMONA DEL CRECIMIENTO

La hormona del crecimiento actúa mientras dormimos. Se encarga de que se extraigan moléculas de grasa de las células del tejido adiposo y que se renueven constantemente las células, los tejidos y los músculos. Y para ello se consume energía. Éste también es el motivo de que por la mañana pesemos menos que por la noche.

La hormona del crecimiento depende especialmente de los aminoácidos arginina y lisina. A ambos los encontramos principalmente en los copos de avena, en los productos lácteos, en los huevos y en la carne de aves. Para que la hormona del crecimiento pueda desplegar toda su actividad necesita también vitamina C y vitamina B_6. Ambas son vitaminas hidrosolubles.

CARNITINA

Interviene en el transporte de las moléculas de grasa a partir de las células de tejido adiposo. Para sintetizar carnitina, nuestro organismo necesita los aminoácidos lisina y metionina. La lisina la encontramos principalmente en los productos lácteos, los huevos y la carne, mientras que la metionina procede de la carne de cordero, ternera o aves. Los vegetarianos y las personas con exceso de peso suelen presentar un estado carencial de carnitina. Su alimentación suele incluir un exceso de grasas y carbohidratos, pero tiene falta de proteínas de origen animal.

LAS HORMONAS DEL ESTRÉS

También éstas ayudan a quemar grasas. En este grupo encontramos, entre otras, la adrenalina y la noradrenalina. Ambas inhiben la producción de insulina en el páncreas y permiten que se libere energía de las grasas, energía de la que el cuerpo y la mente están muy necesitados cuando se produce un estado de estrés.

Otra de las hormonas del estrés es la cortisona, y también abre las células de grasa y permite que ésta sea degradada. La cortisona se forma a partir del colesterol. Importante: para la síntesis de las hormonas del estrés se necesita vitamina C.

SUGERENCIA

Los pimientos y las verduras verdes tales como el bróculi, la col y el hinojo son muy ricos en vitamina C. Otras importantes fuentes de vitamina C son las grosellas negras, los kiwis y todos los cítricos.

LAS HORMONAS DE LA GLÁNDULA TIROIDES

Nuestra glándula tiroides también influye en la eliminación de grasa. Para que la tiroides pueda producir hormonas «comedoras de grasas» lo primero que necesita es yodo. Y éste se encuentra en la sal de mesa yodada, en el pescado de mar y en la mayoría de los mariscos.

Lo segundo que necesita es el aminoácido tirosina. La tiroides combina la tirosina con el yodo para sintetizar tiroxina, y esta hormona actúa como una cerilla para hacer que las grasas se quemen.

TAURINA

Es uno de los componentes principales de las bebidas energéticas. Este aminoácido induce a la glándula pituitaria a segregar sus hormonas para disolver la grasa. Nuestro organismo puede sintetizar la taurina a partir de la metionina. Encontramos taurina en los crustáceos, los moluscos y la carne.

ADVERTENCIA

El salmón, la merluza, el mero, los moluscos y las gambas contienen mucho yodo. También encontramos yodo en la lechuga, las espinacas, las zanahorias y los champiñones.

METIONINA

La metionina es uno de los aminoácidos esenciales, es decir, que no puede ser sintetizado por el organismo y que debe obtenerse de los alimentos. Desempeña un papel clave en la degradación de proteínas y lípidos. La metionina estimula la producción de adrenalina a la vez que es uno de los componentes de las proteínas del tejido muscular. Cuando en la sangre no hay suficiente metionina notamos una sensación de cansancio y abatimiento. Se encuentra en la yema de huevo, carne, pescado, aves, yogur, queso y lentejas.

Alimentos que estimulan la eliminación de grasas

- *Fruta fresca, verdura y ensaladas.*
- *Productos de harina integral y arroz natural.*

- *Productos lácteos frescos descremados y queso con poca grasa.*
- *Carne magra y carne de ave.*
- *Pescado fresco y marisco.*

OLIGOELEMENTOS: SIN ELLOS NO HAY NADA QUE HACER

Los principales oligoelementos son las vitaminas y los minerales. Ambos desempeñan papeles muy importantes para nuestra salud. El vocablo «vitamina» procede de la unión de «vita» («vida» en latín) y «amina» (compuesto nitrogenado). Nuestro organismo no puede sintetizar vitaminas, o solamente lo hace en cantidades muy reducidas, y lo mismo sucede con las sales minerales. Tanto las vitaminas como los minerales intervienen de forma decisiva en los procesos metabólicos de nuestro organismo tales como la producción hormonal.

ADVERTENCIA

La principal función de las vitaminas es la de actuar como catalizadores en las reacciones bioquímicas, es decir, las inician o las aceleran. Por este motivo se las suele considerar sustancias protectoras o reguladoras.

REPARTICIÓN DEL TRABAJO EN LA DEGRADACIÓN DE LAS GRASAS

Para degradar las grasas, además de hormonas y otras sustancias biológicas también hacen falta vitaminas y sales minerales porque las moléculas de grasa deben ser transportadas desde las células del tejido adiposo hasta las del tejido muscular. Y allí es donde realmente son consumidas.

Por tanto, es necesario que nuestra alimentación nos proporcione suficientes vitaminas y minerales. Las vitaminas pueden reforzar mutuamente sus funciones, pero ninguna de ellas puede ser sustituida por otras. Algunas vitaminas se encargan de que el organismo pueda asimilar mejor determinados minerales. Si seguimos una dieta muy monótona corremos el riesgo de que no ingiramos todos los oligoelementos que necesitamos, y esto hace que la grasa pueda acumularse más fácilmente en nuestras caderas.

EL EFECTO ANTIOXIDANTE DE LAS VITAMINAS

Los radicales libres son el elemento clave en la acción antioxidante de las vitaminas, y algunas de ellas tienen la propiedad de convertirlos en inofensivos. Las vitaminas E, C y betacaroteno, la protovitamina A, así como el selenio, actúan en nuestro organismo como captadores de radicales. Mientras que el betacaroteno protege el exterior de las células de los radicales libres, la vitamina E, apoyada por el selenio, hace que se separen de la membrana celular. Finalmente, la vitamina C se encarga de ponerlos fuera de combate.

Las frutas y verduras de color rojo o púrpura contienen antocianos (pigmentos vegetales) que actúan como antioxidantes. Procure comer frecuentemente berenjenas, fresas, frambuesas, cerezas, ciruelas, manzanas rojas, remolacha, uvas negras y col roja.

SUGERENCIA

La vitamina C mantiene las células jóvenes y ayuda a que la piel se conserve hermosa. Los radicales libres nos atacan a diario en forma de contaminación ambiental, aditivos alimenticios y radiaciones UV que nos hacen envejecer interior y exteriormente, por lo que es recomendable ingerir diariamente una ración extra de vitamina C en forma de ácido ascórbico (en polvo) que podemos adquirir en la farmacia.

VITAMINA C

La vitamina C no solamente nos protege de los resfriados y protege nuestro sistema inmunitario. También estimula a las hormonas «comedoras de grasas», como la noradrenalina, que se libera en las situaciones de estrés. De esta forma se obtienen rápidamente moléculas de grasa de las células adiposas y son consumidas para la obtención de energía. La hormona del crecimiento y la carnitina también necesitan vitamina C para poder desplegar por completo su acción como quemadores de grasas.

Las personas con sobrepeso suelen presentar un estado carencial de vitamina C. Esta vitamina protege a todas las células, y los que tienen un gran número de células muy llenas necesitan aún más protección, y por tanto les hace falta un mayor aporte de vitamina C.

SUGERENCIA

Evite los platos con mucha sal y las comidas preparadas. Es mejor que cocine usted mismo con productos frescos adquiridos en el mercado, y que los sazone con hierbas. Importante: las hierbas hay que añadirlas siempre al final y justo antes de servir, porque al cocinarlas pierden su aroma así como las importantes vitaminas y sales minerales que contienen.

POTASIO

El potasio, junto con el sodio, se encarga de regular la hidratación del cuerpo. Mientras el sodio se encarga de retener agua, el potasio la extrae de las células. Si se produce un desequilibrio puede suceder que el organismo retenga demasiada agua y la persona engorde. Por el contrario, si las células tienden a deshidratarse se formarán pliegues y arrugas.

MAGNESIO

El magnesio no solamente desempeña una importante función en los neurotransmisores, sino que también es un elemento imprescindible para el transporte de oxígeno y hormonas. La carencia de magnesio produce síntomas tales como cansancio, irritabilidad y calambres musculares. Actualmente se cultiva en suelos bastante pobres en magnesio, por lo que muchos alimentos contienen hasta un 40 % menos magnesio que hace apenas 90 años. Por tanto hay muchísima gente que padece una carencia crónica de este elemento.

Las verduras verdes, los aguacates, los productos de grano integral, los frutos secos y las legumbres son alimentos especialmente ricos en magnesio.

YODO

El yodo interviene en la síntesis de la tiroxina que se produce en la glándula tiroides. La tiroxina es una hormona «consumidora de grasas», por lo que la falta de yodo nos hace engordar inevitablemente dado que el metabolismo funciona solamente al ralentí.

Emplee solamente sal yodada para condimentar sus alimentos y consuma pescado fresco o marisco por lo menos dos veces a la semana.

SUGERENCIA

Siga una dieta lo más variada posible para que incluya todas las vitaminas, minerales y demás nutrientes necesarios para su organismo. Los estados carenciales pueden provocar un aumento de peso.

CROMO

El cromo influye en la tasa de glucemia. Hace que la insulina desaparezca de la sangre y que se pueda movilizar la grasa del tejido adiposo. La falta de cromo se manifiesta en forma de cansancio o abatimiento.

Contienen cromo las ciruelas, los productos de grano integral, el bróculi, las nueces y los quesos.

Algunos detalles que debería tener en cuenta al planificar su alimentación:

- *Coma fruta fresca, verdura, ensalada o alimentos crudos por lo menos cinco veces al día.*
- *Procure emplear solamente aceites vegetales para asar y freír.*
- *Para las salsas y condimentos emplee solamente productos lácteos descremados tales como yogur o requesón.*
- *Incluya en su dieta pescado marino o marisco por lo menos dos veces a la semana.*
- *Siga una alimentación lo más variada posible. Solamente así podrá tener la seguridad de que ingiere todos los nutrientes que su organismo necesita.*
- *Procure prescindir de las comidas preparadas.*
- *Beba 2-3 litros de líquido al día. Lo mejor es que beba agua mineral sin gas (o con muy poco), infusiones o zumos de frutas o verduras recién exprimidos.*
- *Procure evitar las bebidas alcohólicas de alta graduación. Cuando tome vino, beba la misma cantidad de agua.*
- *No abuse del café. El exceso de café produce nerviosismo y aumenta la sed.*
- *Siga nuestros consejos cuando vaya a comer a un bar o a un restaurante (vea la siguiente página).*

SEPA CÓMO HACERLO: COMER EN BARES Y RESTAURANTES

¿Le gusta salir a comer fuera o acostumbra a hacerlo en el comedor de su empresa? Ningún problema. Aquí encontrará algunas sugerencias para localizar y determinar los «quemadores de grasas» en cualquier carta o menú.

COCINA ITALIANA

Aquí encontrará una gran variedad de platos con un IG (Índice Glucémico de alimentos) entre bajo y medio. Le recomendamos que elija entre los siguientes:

- Minestrone con muchas verduras, pasta y parmesano.
- Raviolis o tortellinis en consomé.
- Sopa de judías blancas (secas) con fideos.
- Tomates con mozarella y albahaca.
- Carpaccio de ternera con rucola y parmesano.
- Setas a la plancha con ensalada mixta.
- Pasta con verdura o marisco.
- Pescado a la plancha o carne a la plancha con ensalada.
- Mejillones con verdura en salsa de vino blanco.

COCINA GRIEGA

A pesar de que en la cocina griega se emplea mucho aceite, también encontrará platos que pueden actuar como «quemadores de grasas». Entre ellos se cuentan las siguientes recomendaciones:

- Sopa de judías blancas (secas) con tomate.
- Sopa de pollo con salsa de huevo y limón.
- Ensalada campesina con queso feta.
- Souflaki (pequeñas albóndigas de carne) con tsatsiki.
- Pulpo o costillas de cordero a la plancha con verdura o ensalada mixta.

COCINA ESPAÑOLA

En nuestra cocina también encontramos muchos platos que son verdaderos «quemadores de grasas», pero es preferible evitar los fritos. Veamos una pequeña selección:

- Almejas con ajo y hierbas.
- Atún en escabeche con judías.
- Gazpacho.
- Pescado o pollo al horno con costra de sal y ensalada.
- Carne con espinacas.
- Pescado a la plancha.

SUGERENCIA

Al pedir una ensalada, alíñela usted mismo con aceite y vinagre. Y no devore todo el pan que le pongan, por muy sabroso y crujiente que parezca. El pan blanco de barra y la chapata tienen un IG muy elevado.

COCINA FRANCESA

Para muchos, se trata de una gran cocina. Pero también incluye platos deliciosos que ayudan a quemar grasas. Pruebe éstos:

- Ostras frescas.
- Sopa de pescado con rouille (mayonesa picante).

- Ensalada mixta con queso de cabra gratinado.
- Ensalada de lentejas con salsa verde.
- Potaje de pescado a la provenzal.
- *Coq-au-vin* (pollo en salsa de vino).
- Sorbetes, por ejemplo de limón o de melocotón.

COCINA MEXICANA

La cocina mexicana cada día gana más adeptos, y los platos con judías secas o frijoles suelen ser «quemadores de grasas». Pruebe estas especialidades:

- Caldo tlalpeño (consomé de pollo con aguacate).
- Caldo de frijoles.
- Caldo de pescado.
- Legumbres asadas con guacamole.
- Arroz con pollo.
- Pescado en pergamino.
- Carne asada.
- Picadillo (pescado a la plancha con verduras).

EN LOS RESTAURANTES ASIÁTICOS

Aquí encontrará muchos «quemadores de grasas», tanto si se decide por un restaurante japonés, indio o tailandés, como si prefiere uno chino o vietnamita. Pero procure que la comida no sea demasiado picante pues es posible que su estómago no la tolerase bien. Los siguientes platos son buenos «quemadores de grasas»:

- Sopas con verdura y carne de pollo o de ternera.
- Sushi y sashimi (rollitos de pescado con arroz y algas).
- Sukiyaki.
- Teriyaki (pescado a la plancha glaseado).
- Curry de ave y verdura.

- Tandoori (pollo, carne o pescado al horno de barro) en salsa de yogur.
- Gado gado (verduras con salsa de cacahuete).
- Albondiguillas de carne o pollo con salsa de cacahuete.
- Ensaladas tailandesas con verdura y pollo o ternera hervida.
- Fruta fresca.

EN LOS RESTAURANTES NORTEAFRICANOS

La cocina norteafricana nos ofrece una gran cantidad de platos que son «quemadores de grasas» porque aquí abundan los garbanzos, las lentejas y otras legumbres. Además, se emplean muchos cítricos, carne magra de aves, pescado y hierbas frescas. Elija entre estas especialidades:

- Ensalada de perejil con bulgur.
- Ensalada de naranja con zanahorias.
- Ensalada de cuscús con melocotón.
- Cuscús con verduras y pollo.
- Potaje de garbanzos con espinacas.
- Arroz al azafrán con naranja.
- Albondiguillas de pez espada con salsa de naranja.
- Pollo con salsa de especias.
- Verduras con arroz o cuscús.

EN EL BAR O EN EL COMEDOR DE LA EMPRESA

También aquí existe la posibilidad de encontrar platos que sean buenos «quemadores de grasas». Procure elegir platos que contengan pocas grasas, como pescado a la plancha, pollo a la plancha o carne de ternera guisada. Prescinda de las salsas grasas así como de las patatas fritas o asadas. Tampoco conviene comer carnes o pescados fritos o rebozados. Éstas son algunas buenas alternativas:

- Una abundante ración de ensalada mixta y un postre de requesón con frutas.
- Una ración de verduras crudas y de postre yogur con frutas.
- Patatas al horno con queso fresco y hierbas.
- Carne magra con mucha verdura y sin salsa.
- Verdura con salsa de queso.
- Verdura gratinada con queso.
- Platos de pasta con marisco.
- Risottos con verdura.

«QUEMADORES DE GRASAS»: TABLAS DE ALIMENTOS

En estas tablas encontrará los valores del IG de 100 alimentos en orden alfabético y distribuidos tanto por grupos de alimentos como por el valor de este factor. Pero el IG no es el único factor determinante de un alimento, sino también lo es su contenido en grasas y en oligoelementos vitales. Las «trampas de grasa» vienen indicadas en la columna de las grasas. Lo ideal es que usted prescinda de los alimentos con un IG superior a 50, especialmente si quiere adelgazar. La única excepción son las verduras y las frutas. Puede consumirlas en prácticamente cualquier cantidad, aunque en las tablas no aparezcan precisamente como «quemadores de grasas». Así, por ejemplo, las frutas dulces como la piña tienen un IG muy elevado, pero nos proporcionan mucha fibra y nutrientes de gran importancia.

Calificaciones de los quemadores de grasas

●●	¡sí!	«quemadores de grasas» especialmente buenos
●	sí	«quemadores de grasas»
⊙	parcialmente	«quemadores de grasas» con reservas, alimento rico en nutrientes
○	vacío	no adecuado como «quemadores de grasas», a pesar de tener un IG bajo
–	no	no son «quemadores de grasas»

Con otros alimentos sucede exactamente lo contrario. Es el caso de los fideos y otras pastas, cuyo IG es muy bueno, pero que aparte de carbohidratos no nos aportan prácticamente nada y, por tanto, no son buenos fatburner. Los alimentos menos recomendables son aquellos cuyo elevado IG va acompañado por un elevado contenido en grasas, como es el caso de los croissants. Prescinda de ellos.

A

	¿«quemadores de grasas»?	IG	grasas en 100 g	oligoelementos	fibra en 100 g
Albaricoque	○	57	0,1	vitamina A	1,5
Albaricoques en lata	–	64	0,1	vitamina A	2,0
Albaricoques secos	●●	31	0,5	vitamina A, potasio	8,6
Arroz integral	⦿	55	2,2	magnesio	2,2
Arroz, sin cáscara	⦿	58	0,6		1,4

B

	¿«quemadores de grasas»?	IG	grasas en 100 g	oligoelementos	fibra en 100 g
Baguette	–	95	0,7		3,0
Barritas de pescado	–	38	7,0	yodo	–
Boniato	⦿	54	0,6	potasio	3,1
Brezel	–	81	0,5		–
Bulgur	○	48	1,0		7,1

C

	¿«quemadores de grasas»?	IG	grasas en 100 g	oligoelementos	fibra en 100 g
Cacahuetes	⦿	21	**48,1**		10,9
Calabaza	–	75	0,1	vitamina A, potasio	2,2
Capellini (espaguetis finos)	○	45	1,2		–
Cebada	●●	25	2,1	magnesio	9,8
Cebada perlada	–	66	1,4		4,6
Centeno	●●	34	1,7	magnesio	13,2
Cerezas	●●	22	0,3		1,3

●● = ¡sí! ● = sí ⦿ = parcialmente ○ = vacío – = no

C

	¿«quemadores de grasas»?	IG	grasas en 100 g	oligoelementos	fibra en 100 g
Chips de maíz	–	74	**39,4**		–
Chocolate	–	70	**30,0**		–
Ciruelas	●	39	0,2		1,6
Cornflakes	–	83	0,6		4,0
Croissant	–	76	**26,7**		–
Cuscús	–	65	1,0		–

E

	¿«quemadores de grasas»?	IG	grasas en 100 g	oligoelementos	fibra en 100 g
Espaguetis	●	37	3,0	magnesio	8,0
Espaguetis de trigo duro	○	55	1,2		–

F

	¿«quemadores de grasas»?	IG	grasas en 100 g	oligoelementos	fibra en 100 g
Fideos finos y planos	○	46	1,2		–
Frijoles	●●	29	1,4	potasio, magnesio	23,2
Frijoles de lata	⊙	52	1,4		–
Fructosa	●●	32			–

●● = ¡sí! ● = sí ⊙ = parcialmente ○ = vacío – = no

G

	¿«quemadores de grasas»?	IG	grasas en 100 g	oligoelementos	fibra en 100 g
Galletas	–	70	4,0		–
Galletas integrales	⊙	55	**20,0**		10,0
Garbanzos	⊙	33	5,9	magnesio	15,5
Garbanzos de lata	⊙	42	5,9		–
Glucosa	–	100			–
Gnocchi	–	67	7,0		–
Gofres, con azúcar	–	77	**20,0**		–
Guisantes (frescos)	●	48	0,5	vitamina C, potasio	5,2
Guisantes (secos)	●●	22	1,4	magnesio	16,6

E

	¿«quemadores de grasas»?	IG	grasas en 100 g	oligoelementos	fibra en 100 g
Helados	–	61	**10,0**		–

J

	¿«quemadores de grasas»?	IG	grasas en 100 g	oligoelementos	fibra en 100 g
Judías blancas (secas)	●●	28	1,4	potasio, magnesio	16,9
Judías verdes	●●	31	0,2		1,9

K

	¿«quemadores de grasas»?	IG	grasas en 100 g	oligoelementos	fibra en 100 g
Kiwis	⊙	53	0,6	vitamina C, potasio	2,1

●● = ¡sí! ● = sí ⊙ = parcialmente ○ = vacío – = no

L	¿«quemadores de grasas»?	IG	grasas en 100 g	oligoelementos	fibra en 100 g
Lactosa	●	46			–
Leche, con 1,5 % de grasa	●●	32	1,5	calcio	–
Leche, con 3,5 % de grasa	●●	27	3,5	calcio	–
Legumbres (*ver* judías blancas, garbanzos, guisantes o lentejas)					
Lentejas de lata	⊙	52	1,5		–
Lentejas secas	●●	29	1,5	potasio, magnesio	17,0

M	¿«quemadores de grasas»?	IG	grasas en 100 g	oligoelementos	fibra en 100 g
Macarrones	○	45	1,2		–
Maíz	⊙	55	3,8		9,7
Mandarina	●	45	0,3	vitamina C	2,0
Mango	⊙	56	0,5	vitamina A	1,7
Manzana	●	38	0,6		2,0
Melocotón	●	42	0,1		1,9
Melocotón de lata	●	47	0,1		1,1
Melón	–	65	0,1	vitaminas A y C, potasio	0,7
Mermelada, con edulcorante	●	30	–		hasta 3,0
Miel	⊙	58	0		–
Millo (mijo)	–	71	3,9	magnesio	3,8
Naranja	●	44	0,2	vitamina C	1,6

●● = ¡sí! ● = sí ⊙ = parcialmente ○ = vacío – = no

P

	¿«quemadores de grasas»?	IG	grasas en 100 g	oligoelementos	fibra en 100 g
Palomitas de maíz	⦿	55	5,0		10,0
Pan de cebada	●	48	1,0	magnesio	8,4
Pan de centeno, masa agria	●	48	1,0	magnesio	6,5
Pan de frutas	⦿	47	8,6	potasio	14,0
Pan de pita, blanco	○	57	1,2		3,0
Pan de trigo, blanco	–	71	1,2		3,0
Pan de trigo, integral	–	69	1,0	magnesio	8,4
Pan negro	●	50	1,0	potasio	9,3
Panecillo para hamburguesa	–	61	2,0		1,9
Panecillo	–	73	1,9		3,0
Papaya	⦿	58	0,1	vitamina C	1,9
Pasas	–	64	0,6		5,2
Pasas sultanas	⦿	56	–		5,4
Patatas chips	–	54	**39,4**		4,2
Patatas fritas	–	75	**14,5**		4,0
Patatas hervidas	●	45	–	vitamina A	–
Pera	●	37	0,3		3,3
Pera en lata	●	44	0,2		2,0
Piña	–	66	0,2	vitamina C	1,5
Plátano	⦿	54	0,2	potasio	1,8
Pomelo	●●	25	0,2	vitamina C	1,6
Puré de patatas en polvo	–	73	0,5		6,0

●● = ¡sí! ● = sí ⦿ = parcialmente ○ = vacío – = no

R	¿«quemadores de grasas»?	IG	grasas en 100 g	oligoelementos	fibra en 100 g
Refrescos, cola, etc.	–	68	–		–
Remolacha	–	64	0,1	magnesio	2,5

S	¿«quemadores de grasas»?	IG	grasas en 100 g	oligoelementos	fibra en 100 g
Sandía	–	72	0,2		0,7
Soja	⦿	18	18,3	potasio, magnesio	21,9

T	¿«quemadores de grasas»?	IG	grasas en 100 g	oligoelementos	fibra en 100 g
Trigo	●	41	2,0		13,3
Trigo hinchado	–	74	2,0		–
Trigo sarraceno	⦿	55	1,7	magnesio	3,7

U	¿«quemadores de grasas»?	IG	grasas en 100 g	oligoelementos	fibra en 100 g
Uvas	●	46	0,3		1,5

● ● = ¡sí! ● = sí ⦿ = parcialmente ○ = vacío – = no

Y	¿«quemadores de grasas»?	IG	grasas en 100 g	oligoelementos	fibra en 100 g
Yogur de frutas, bajo en grasas/azúcar	●	36	1,5		–
Yogur de frutas, bajo en grasas/edulcorante	●●	14	1,5		–

Z	¿«quemadores de grasas»?	IG	grasas en 100 g	oligoelementos	fibra en 100 g
Zanahorias crudas	–	70	0,2	vitamina A	3,4
Zanahorias hervidas	⊙	56	0,2		2,5
Zumo de manzana	●	41	–		–
Zumo de naranja	⊙	52	0,2	vitamina C	1,9
Zumo de pomelo	●	48	0,1	vitamina C	–

●● = ¡sí!   ● = sí   ⊙ = parcialmente   ○ = vacío   – = no

	¿«quemadores de grasas»?	IG	grasas en 100 g	oligoelementos	fibra en 100 g
Bebidas					
Agua mineral	●●	–	–	potasio, magnesio	–
Refrescos, cola, etc.	–	68	–		–
Zumo de manzana	●	41	–		–
Zumo de naranja	⊙	52	0,2	vitamina C	
Zumo de pomelo	●	48	0,1	vitamina C	–
Zumo de zanahoria	●	45	–	vitamina A	–
Cereales y productos derivados					
Avena	⊙	55	7,1	magnesio	9,7
Bulgur	.	48	1,0		7,1
Centeno	●●	34	1,7	magnesio	13,2
Cornflakes	–	83	0,6		4,0
Cuscús	–	65	1,0		–
Millo (mijo)	–	71	3,9	magnesio	3,8
Trigo sarraceno	⊙	55	1,7	magnesio	3,7
Fruta					
Albaricoque	⊙	57	0,1	vitamina A	1,5
Cerezas	●●	22	0,3		1,3
Ciruelas	●	39	0,2		1,6
Kiwi	⊙	53	0,6	vitamina C, potasio	2,1
Mandarina	●	45	0,3	vitamina C	2,0

●● = ¡sí! ● = sí ⊙ = parcialmente ○ = vacío – = no

	¿«quemadores de grasas»?	IG	grasas en 100 g	oligoelementos	fibra en 100 g
Mango	⊙	56	0,5	vitamina A	1,7
Manzana	●	38	0,6		2,0
Melocotón	●	42	0,1		1,9
Melón	–	65	0,1	vitaminas A y C, potasio	0,7
Naranja	●	44	0,2	vitamina C	1,6
Papaya	⊙	58	0,1	vitamina C	1,9
Pera	●	37	0,3		3,3
Piña	–	66	0,2	vitamina C	1,5
Pomelo	●●	25	0,2	vitamina C	1,6
Sandía	–	72	0,2		0,7
Uvas	●	46	0,3		1,5
Leche y productos lácteos					
Leche, 3,5 % de grasa	●●	27	3,5	calcio	–
Leche, 1,5 % de grasa	●●	32	1,5	calcio	–
Yogur de frutas, bajo bajo en grasas/azúcar	●	36	1,5		–
Yogur de frutas, bajo en grasas/edulcorante	●●	14	1,5		–
Legumbres					
Frijoles	●●	29	1,4	potasio, magnesio	23,2
Garbanzos	⊙	33	5,9	magnesio	15,5
Guisantes, secos	●●	22	1,4	magnesio	16,6

●● = ¡sí! ● = sí ⊙ = parcialmente ○ = vacío – = no

	¿«quemadores de grasas»?	IG	grasas en 100 g	oligoelementos	fibra en 100 g
Judías blancas, secas	●●	28	1,4	potasio, magnesio	16,9
Lentejas, secas	●●	29	1,5	potasio, magnesio	17,0
Soja	⦿	18	18,3	potasio, magnesio	21,9
Pan y bollería					
Baguette	–	95	0,7		3,0
Brezel	–	81	0,5		–
Croissant	–	76	26,7		–
Pan de centeno, masa agria	●	48	1,0		6,5
Pan de pita, blanco	.	57	1,2		3,0
Pan de trigo, blanco	–	71	1,2		3,0
Pan negro	●	50	1,0		9,3
Panecillo	–	73	1,9		3,0
Patatas y similares					
Boniato	⦿	54	0,6	potasio	3,1
Gnocchi	–	67	7,0		–
Patatas, hervidas	⦿	56	0,1		1,7
Patatas chips	–	54	39,4		4,2
Patatas fritas	–	75	14,5		4,0
Puré de patatas en polvo	–	73	0,5		6,0

●● = ¡sí! ● = sí ⦿ = parcialmente ○ = vacío – = no

	¿«quemadores de grasas»?	IG	grasas en 100 g	oligoelementos	fibra en 100 g
Verduras					
Calabaza	–	75	0,1	vitamina A, potasio	2,2
Guisantes	●	48	0,5	vitamina C, potasio	5,2
Judías verdes	● ●	31	0,2	1,9	
Maíz	⦿	55	3,8		
Zanahorias, crudas	–	70	0,2	vitamina A	3,4
Zanahorias, hervidas	⦿	56	0,2	2,5	

● ● = ¡sí! ● = sí ⦿ = parcialmente ○ = vacío – = no

Alimentos de bajo índice glucémico

Albaricoques secos	
Cacahuetes	**(atención, controlar el contenido de grasa)**
Cebada	
Centeno	
Cerezas	
Frijoles	
Fructosa	
Garbanzos	
Guisantes	
Judías blancas secas	
Judías verdes	
Leche, 1,5 % de contenido graso	
Leche, 3,5 % de contenido graso	
Lentejas secas	
Mermelada, con edulcorante	
Pomelo	
Soja	
Yogur, bajo en grasas, con edulcorante	

Alimentos de índice glucémico medio

Albaricoques de lata
Albaricoques naturales
Arroz integral
Arroz sin cáscara
Avena
Barritas de pescado

Boniato	
Capellini (espaguetis finos)	**(«portador de calorías en vacío»)**
Ciruelas	
Espaguetis de trigo duro	**(«portadores de calorías en vacío»)**
Espaguetis integrales	
Frijoles de lata	
Galletas integrales	**(cuidado con su contenido en grasas)**
Garbanzos de lata	
Guisantes	
Helados	**(cuidado con su contenido en grasas)**
Kiwis	
Lactosa	
Lentejas de lata	
Linguine (espaguetis finos y planos)	**(«portador de calorías en vacío»)**
Macarrones	**(«portadores de calorías en vacío»)**
Maíz	
Mango	
Manzana	
Melocotón	
Melocotón en conserva	
Miel	
Naranja	
Palomitas de maíz	
Pan de avena	
Pan de centeno de masa agria	
Pan de frutas	
Pan de pita, blanco	**(«portador de calorías en vacío»)**
Panecillos para hamburguesas	
Papaya	
Pasas	
Pasas sultanas	

Alimentos de índice glucémico medio

Patatas chips	**(cuidado con su contenido en grasas)**
Patatas hervidas	
Pera	
Peras de lata	
Plátano	
Pumpernickel (pan negro)	
Remolacha	
Trigo	
Trigo sarraceno	
Uvas	
Yogur de frutas, bajo en grasas/azúcar	
Zanahorias hervidas	
Zumo de manzana	
Zumo de naranja	
Zumo de pomelo	
Zumo de zanahoria	

Alimentos de índice glucémico elevado

Baguette	
Brezel	
Calabaza	**(rica en oligoelementos)**
Cebada perlada	
Chips de maíz	**(cuidado con su contenido en grasas)**
Chocolate	**(cuidado con su contenido en grasas)**
Cornflakes	
Croissant	**(cuidado con su contenido en grasas)**

Cuscús	
Galletas	
Glucosa	
Gnocchi	
Gofres con azúcar	**(cuidado con su contenido en grasas)**
Melón	**(rico en oligoelementos)**
Millo (mijo)	**(rico en oligoelementos)**
Pan blanco de trigo	
Pan de trigo integral	**(rico en oligoelementos)**
Panecillos	
Patatas fritas	**(cuidado con su contenido en grasas)**
Piña	**(rica en oligoelementos)**
Puré de patatas en polvo	
Refrescos, cola, etc.	
Zanahorias crudas	**(ricas en oligoelementos)**

Contenido de vitamina C de frutas, verduras y zumos por cada 100 g o 100 ml	
Fresas	60 mg
Grosellas negras	177 mg
Kiwi	46 mg
Lichis	39 mg
Mango	37 mg
Papaya	80 mg
Pomelo	44 mg
Zumo de limón	53 mg
Zumo de naranja recién exprimido	52 mg
Zumo de pomelo	40 mg
Bróculi hervido	90 mg
Col rizada hervida	35 mg
Col roja cruda	50 mg
Coliflor hervida	45 mg
Coliflor hervida	87 mg
Colirrábano crudo	63 mg
Espinacas al vapor	29 mg
Espinacas crudas	51 mg
Pimiento al vapor	105 mg
Pimiento crudo	120 mg
Zanahorias crudas	7 mg
Zumo de tomate	17 mg

La cantidad diaria recomendada (CDR) de vitamina C es de 100 mg para hombres y mujeres.

Contenido de magnesio en pescados, mariscos, derivados de cereales, pan y legumbres por cada 100 g	
Caballa	30 mg
Dorada	29 mg
Lenguado	49 mg
Lubina	24 mg
Merluza	24 mg
Rodaballo	22 mg
Siluro	27 mg
Gambas	67 mg
Mejillones	36 mg
Ostras	40 mg
Copos de avena integral	135 mg
Germen de trigo	285 mg
Pan de centeno integral	54 mg
Pan de trigo integral	60 mg
Pan de varios cereales	70 mg
Pan negro	80 mg
Tostadas integrales	42 mg
Guisantes crudos	118 mg
Judías blancas	140 mg
Lentejas crudas	129 mg

La cantidad diaria recomendada (CDR) de magnesio es de 300 mg para las mujeres y 350 mg para los hombres.

Contenido de calcio en la leche y productos lácteos por cada 100 ml o 100 g	
Crema de leche	109 mg
Leche con 1,5 % de grasa	123 mg
Leche con 3,5 % de grasa	120 mg
Leche descremada	125 mg
Queso fresco	100 mg
Requesón light	92 mg
Requesón, 20 % de grasa en peso seco	85 mg
Yogur de leche descremada	125 mg
Yogur, 1,5 % de grasa, sin frutas	123 mg
Camembert, 45 % de grasa	570 mg
Emmental, 45 % de grasa	1.029 mg
Gorgonzola	612 mg
Gouda, 40 % de grasa	800 mg
Mozzarella	450 mg
Parmesano, 32 % de grasa	1.178 mg
Queso blando de cabra, 45 % de grasa	430 mg
Queso de montaña, 45 % de grasa	1.100 mg
Queso Feta, 40 % de grasa	500 mg
Queso fundido en lonchas, 20 % de grasa	700 mg
Queso para untar, 30 % de grasa	800 mg

La cantidad diaria recomendada (CDR) de calcio es de 1.000 mg para mujeres y hombres.

Contenido de potasio en legumbres, verduras, setas y fruta por 100 g	
Garbanzos crudos	756 mg
Guisantes crudos	941 mg
Judías blancas crudas	1.337 mg
Lentejas crudas	837 mg
Apio crudo	344 mg
Bróculi hervido	324 mg
Coliflor hervida	350 mg
Colirrábano crudo	322 mg
Espinacas al vapor	324 mg
Patatas al horno, con piel	547 mg
Remolacha cruda	432 mg
Zanahorias crudas	320 mg
Cabrilla o rossinyol	367 mg
Cabrilla seca	5.370 mg
Champiñones	390 mg
Colmenilla	390 mg
Rovellón	341 mg
Rovellones secos	2.000 mg
Trufa	526 mg
Grosellas negras	310 mg
Melón	330 mg
Plátanos	382 mg

La cantidad diaria recomendada (CDR) de potasio es de 2.000 mg para mujeres y hombres.

Contenido de vitamina A en verduras, setas y fruta por 100 g	
Achicoria cruda	572 µg
Apio blanco	118 µg
Berros	823 µg
Cebollas de primavera	103 µg
Endivias crudas	182 µg
Escarola cruda	245 µg
Hinojo crudo	783 µg
Lechuga	663 µg
Pimiento	180 µg
Rúcola	233 µg
Tomate	114 µg
Zanahorias crudas	1.700 µg
Cabrillas	217 µg
Albaricoque seco	5800 µg
Albaricoque	136 µg
Caqui	266 µg
Fruto de la pasión	108 µg
Mango	205 µg
Melón	783 µg
Papaya	160 µg

La cantidad diaria recomendada (CDR) de vitamina A es de 800 µg para las mujeres y 1.000 µg para los hombres.

¿SABE CUÁL ES SU PESO IDEAL?

Antiguamente se aplicaba esta fórmula: altura en centímetros menos 100 menos 15 % igual a peso en kilogramos. Pero actualmente empleamos una fórmula basada en el Índice de Masa Corporal (IMC) y que establece los siguientes valores:

	IMC para hombres	**IMC para mujeres**
Delgadez	inferior a 20	inferior a 19
Peso normal	20-25	19-24
Sobrepeso	25-30	24-30
Obesidad	30-40	30-40
Obesidad extrema	más de 40	más de 40

Así se calcula el IMC:

$$\text{IMC} = \frac{\text{peso corporal en kg}}{(\text{altura en m})^2}$$

¡Con la ayuda de esta fórmula y una calculadora de bolsillo podrá conocer rápidamente si le sobran un par de kilos. En el caso de que así sea, le convendrá hacer un poco más de ejercicio. Y en todos los sentidos. Corrija su alimentación y practique algún deporte con regularidad.

Ejemplos para el cálculo y la evolución del IMC:
Una mujer pesa 65 kg y mide 1,70 m
Obtención del IMC: 65:(1,70 × 1,70) = 22,5
Evaluación del IMC: Peso ideal

Un hombre pesa 90 kg y mide 1,80 m
Obtención del IMC: 90:(1,80 × 1,80) = 27,8
Evaluación del IMC: ligero sobrepeso

EL IMC DE UN SOLO VISTAZO

En el recuadro de la página siguiente, coloque una regla de forma que vaya desde su peso (en la escala de la derecha) hasta su altura (en la escala de la izquierda). La intersección con la escala del centro le mostrará su IMC.

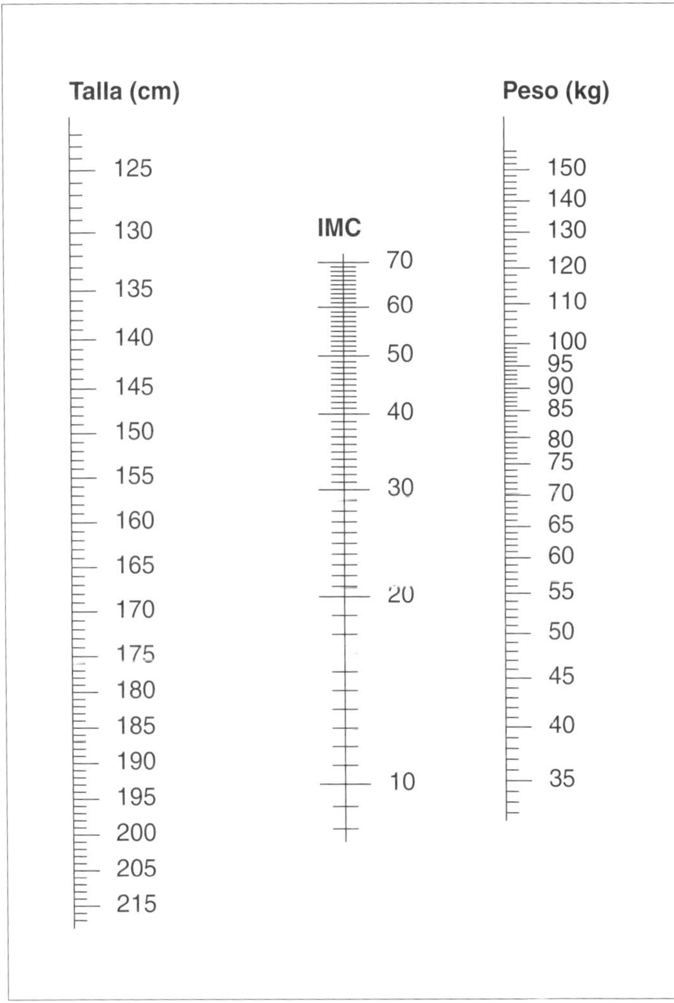
Talla (cm)
125
130
135
140
145
150
155
160
165
170
175
180
185
190
195
200
205
215
IMC
70
60
50
40
30
20
10
Peso (kg)
150
140
130
120
110
100
95
90
85
80
75
70
65
60
55
50
45
40
35

RÉGIMEN FATBURNER DE 7 DÍAS

Esta dieta le permitirá empezar a experimentar con los «quemadores de grasas». Si ya tiene alguna experiencia con éstos, encontrará aquí las sugerencias para nuevas recetas que le permitirán conservarse siempre delgada/o y a gusto.

PRIMER DÍA

Empiece el día con algunos ejercicios de gimnasia o un largo paseo. Después de una ducha se sentirá totalmente en forma.

Por la mañana

Muesli de copos de avena con manzana y pasas

Ingredientes: 2 cucharadas soperas de copos de avena integral; 1 manzana grande; un par de gotas de zumo de limón; 1 cucharada sopera de pasas; 1 yogur natural con el 1,5 % de grasa (150 g); un poco de zumo de naranja.

Preparación: Poner los copos de avena en un en un bol. Lavar la manzana y rallarla sin pelarla. Mezclar con un par de gotas de zumo de limón. Esparcir las pasas por encima. Por último, mezclar el yogur. Puede añadir algo de zumo de naranja para darle más sabor.

➤ Para beber puede tomar agua mineral o una infusión de frutas.

PISCOLABIS LIGERO

Mezcle 2-3 cucharadas soperas de queso fresco con una cucharada de hierbas aromáticas finamente picadas. Sazone con una pizca de sal y pimienta. Unte cuatro lonchas de rosbif con esta mezcla y enróllelas. Átelas con cebollino. Puede envolverlas en papel de aluminio para llevárselas y comerlas fuera de casa.

A mediodía

Rollitos de pescado con crema de mostaza

Ingredientes: 150 g de filetes de rodaballo o lenguado; algo de zumo de limón; sal, pimienta negra; 1 cucharada sopera de hierbas aromáticas finamente picadas; 1 pequeña porción de mantequilla; 100 ml de vino blanco seco; 2 cucharadas soperas de requesón; un poco de mostaza; puntas de eneldo bien picadas.

Preparación: Lavar el filete de pescado en frío y secarlo con un paño de cocina. Salpicarlo con un poco de zumo de limón y añadir la sal y la pimienta. Dejarlo reposar un rato y luego espolvorear las hierbas y enrollarlo. Emplear mondadientes para mantenerlo enrollado. Fundir la mantequilla en una sartén y freír brevemente el rollito de pescado. Añadir el vino blanco y dejarlo a fuego lento durante unos 10 minutos. Mientras tanto se puede mezclar el requesón con la mostaza y el eneldo.

➤ Puede acompañar el pescado con una guarnición de verduras al vapor, como por ejemplo espárragos verdes o bróculi.

Por la noche

Ensalada italiana

Ingredientes: 1 tomate grande; 1/4 de pepinillo para ensalada; 1 pimiento rojo; 1 cucharada sopera de aceite de oliva; vinagre de vino tinto; sal, pimienta negra; 4 bolitas de mozzarella; albahaca bien picada.

Preparación: Limpiar las verduras, lavarlas y cortarlas en trozos pequeños. Ponerlas en una fuente o en un plato sopero. Condimentarlas con aceite, algo de vinagre, sal y pimienta. Mezclar bien y dejar que todo repose unos minutos. Para finalizar, añadir las bolitas de mozzarela y la albahaca picada y volver a mezclar bien.

- Puede acompañar la ensalada con pan integral.
- Para beber tome agua mineral o zumo de verduras diluido con agua mineral.
- Los ingredientes de la ensalada puede variarlos según sus gustos, y en vez de mozzarella también puede emplear queso feta rallado. En este caso, en vez de albahaca será mejor que añada perejil.

BEBIDA LIGERA

Pele 1/4 de pepino, sáquele las semillas y métalo en la batidora con 1/8 l de crema de yogur líquido. Sazónelo con un poco de sal, pimienta y eneldo, y disfrútelo.

SEGUNDO DÍA

Para ponerse en forma le irá bien correr un par de vueltas a la manzana y luego ducharse alternando el agua fría con la caliente.

Por la mañana

Rebanadas de pan negro con queso fresco y fruta

Ingredientes: 5 rebanadas pequeñas de pan negro; 100 g de queso fresco; 200 g de fruta fresca, por ejemplo, fresas y 5 albaricoques; 1 melocotón grande o una naranja; 1 cucharada sopera de miel líquida.

Preparación: Untar las rebanadas de pan negro con el queso fresco. Lavar la fruta. Cortar las fresas a rodajas, sacar el hueso de los albaricoques o el melocotón y cortarlo a trocitos. Pelar la naranja y cortarla a rodajas. Repartir los trozos de fruta sobre las rebanadas de pan negro. Añadirles un poco de miel.

➤ Para beber, tome infusión de frutas o agua mineral sin gas.

PISCOLABIS LIGERO

Corte la parte superior de un tomate grande y vacíelo con una cuchara. Pique finamente su pulpa y mézclela con 3 bolitas de mozzarella, albahaca y un poco de aceite de oliva. Añada algo de sal y pimienta. Rellene el tomate con esta mezcla. Si se lo va a llevar para comer fuera de casa, envuélvalo con papel de aluminio y consérvelo en frío.

BEBIDA LIGERA

Lave 5 zanahorias pequeñas bajo el grifo, cepíllelas bien y córtelas a trozos. Páselas por la licuadora. Condimente el zumo con sal, pimienta y un berro finamente picado. Añada una cucharadita de aceite de oliva.

A mediodía

Salteado de bróculi

Ingredientes: 250 g de bróculi; sal; 2 lonchas finas de bacon; 1 trocito de mantequilla; 50 g de queso gouda rallado; pimienta molida.

Preparación: Rehogar el bróculi en agua salada y abundante, luego escurrirlo bien. Cortar el bacon a tiras. Deshacer la mantequilla en una sartén y freír el bacon hasta que quede bien crujiente. Añadir el bróculi y mezclar. Seguir friendo un par de minutos. Esparcir el queso rallado y tapar la sartén para dejar que se funda. Añadir pimienta según el gusto de cada uno.

➤ En vez del bróculi también puede emplear coliflor, rehogándola en agua con sal y mezclándola con el bacon de la forma descrita para luego gratinarla con el queso rallado.

TENGA ESTO EN CUENTA

Para «picar» entre horas evite los alimentos que sean demasiado grasos, demasiado dulces o demasiado salados. Coma 1-2 albaricoques secos. También puede comer un par de nueces, pero con moderación porque aunque los frutos secos tienen un IG (Índice Glucémico de alimentos) bajo, contienen mucha grasa. Es preferible que se coma una zanahoria o algunas tiras de pimiento. Beba zumo de frutas o verduras recién exprimido.

Por la noche

Ensalada con pechuga de pavo

Ingredientes: 1 manojo de acelgas; un par de hojas de lechuga iceberg; 1 par de rábanos; 1 cucharada sopera de aceite de oliva; vinagre de vino tinto; una pizca de mostaza; sal, pimienta negra; 1 pequeño filete de pechuga de pavo; un poco de aceite de girasol para freír.

Preparación: Limpiar bien las acelgas, la lechuga y los rábanos, lavarlos y cortarlos a trocitos. Preparar la salsa mezclando bien el aceite con un poco de vinagre, la mostaza, la sal y la pimienta. Cortar la pechuga de pavo a tiras finas. Poner un poco de aceite en la sartén y freír el pavo durante unos 10 minutos. Mientras tanto, aliñar las acelgas, la lechuga y los rábanos con la vinagreta. Condimentar la pechuga de pavo con esta salsa. Se puede acompañar con pan integral.

TERCER DÍA

Si dispone de tiempo, vaya a la piscina y nade durante 15 minutos. Esto refuerza sus músculos y luego se sentirá muy bien.

Por la mañana

Carpaccio de frutas

Ingredientes: 1 kiwi; 100 g de fresas; un par de Physalis (bayas espinosas de El Cabo); 25 g de queso roquefort o gorgonzola.

Preparación: Pelar el kiwi y cortarlo a rodajas. Lavar las fresas, cortarlas por la mitad y limpiarlas. Lavar también los physalis, escurrirlos y secarlos. Poner las frutas en un plato y esparcir el queso sobre ellas.

➤ Para beber, tome infusión de frutas o agua mineral sin gas.

PISCOLABIS LIGERO

Untar con mantequilla cuatro rebanadas pequeñas de pan negro. Picar dos hojas de acelga y esparcirlas sobre dos de las rebanadas, cubrir cada una con dos o tres lonchas de carne ahumada (de ternera). Esparcir más acelga picada por encima y cubrir con las dos rebanadas restantes. Sujetarlas con un palillo y pinchar encima un tomatito. Si lo va a comer fuera de casa, colóquelo en una caja y consérvelo en frío hasta la hora de comer.

A mediodía

Bistec de ternera con mantequilla y salvia

Ingredientes: 1 bistec de ternera pequeño; sal, pimienta negra; algo de harina; un trocito de mantequilla; aceite de oliva; vino blanco seco; un par de hojas de salvia fresca.

Preparación: Secar el bistec con un paño de cocina. Condimentar con sal y pimienta. Espolvorearlo con un poco de harina. Calentar la mantequilla y un poco de aceite en la sartén. Pasar el bistec por la sartén unos 5 minutos por cada cara, retirarlo y mantener en caliente. Añadir un poco de vino blanco a la sartén y calentar en ella las hojas de salvia durante unos momentos. Verter sobre el bistec. Se puede acompañar con pimientos o con cebollas de primavera a la parrilla.

➤ Limpiar los pimientos, lavarlos y pasarlos un momento por agua hirviendo. Untar con mantequilla ligeramente licuada y una chalote picado. Sazonar con sal y pimienta. Limpiar las cebollas de primavera y untarlas con un poco de aceite de oliva con un pincel. Dorarlas a la parrilla hasta que adquieran un color marrón claro. Sazonar con sal y pimienta.

BEBIDA LIGERA

➤ Mezclar 1/8 l de zumo de naranja recién exprimido con 1/8 l de zumo de zanahoria. Beber inmediatamente.

POSTRES

Si le gusta comer postre, decídase por la fruta fresca. Éstos son los IG (Índice Glucémico de alimentos) de algunas de las frutas más comunes:

	IG		IG
Piña	66	Cerezas	22
Manzana	38	Kiwi	52
Albaricoque	57	Naranja	44
Plátano	55	Melocotón	42
Pera	38	Uvas	46

Por la noche

Plato de verdura con salsa de hierbas aromáticas

Ingredientes: 250 g de verduras variadas, por ejemplo zanahorias, colirrábano, pimiento rojo e hinojo; 100 g de requesón; aceite de oliva; sal; pimienta negra; 1 cucharada sopera de hierbas aromáticas picadas.

Preparación: Lavar o pelar las verduras y cortarlas en juliana. Mezclar bien el requesón con un poco de aceite, sal y pimienta. Añadirle las hierbas aromáticas. Cubrir las tiras de verduras con esta espesa salsa. Se puede acompañar con pan integral.

➤ Para beber puede tomar agua mineral sin gas, yogur líquido o una infusión.

CUARTO DÍA

Tómese 15 minutos y vaya a pedalear tranquilamente por el parque más próximo. Después de darse una ducha encontrará el desayuno mucho más apetitoso.

Por la mañana

Pan integral con requesón de cebollino y jamón

Ingredientes: 1 cucharada sopera de requesón; sal, pimienta negra; 1 cucharada sopera de rollitos de cebollino; 1 rebanada de pan integral; 2 lonchas finas de jamón dulce; un par de tomatitos cherry.

Preparación: Sazonar el requesón ligeramente con sal y pimienta. Añadir a continuación los rollitos de cebollino. Untar el pan con esta mezcla. Cortar el jamón a cuadraditos y esparcirlos sobre la rebanada. Acompañar con un par de tomatitos.

➤ Para beber, tomar una infusión de frutas o agua mineral sin gas.

PISCOLABIS LIGERO

Pelar un plátano maduro y chafarlo bien. Añadirle un par de gotas de zumo de limón. Mezclar con un yogur natural (150 g con un 1,5 % de grasa). Poner una cucharada sopera de copos de avena integral en una sartén sin grasa ni aceite y tostarlos durante unos momentos. Esparcirlos sobre la mezcla de plátano y yogur.

BEBIDA LIGERA

Mezclar 125 g de bayas variadas con 200 ml de yogur líquido y pasar por la batidora. Endulzar con un poco de miel.

A mediodía

Trucha a las hierbas en papel de aluminio

Ingredientes: 1 trucha lista para ser cocinada; sal, pimienta negra; 1 trocito de mantequilla; un par de rodajas de limón; 1/2 manojo de eneldo o hierbas aromáticas varias.

Preparación: Lavar la trucha bajo el chorro del grifo y luego secarla bien. Sazonar con sal y pimienta por fuera y por dentro. Untar con mantequilla un trozo de papel de aluminio de las dimensiones adecuadas. Colocar sobre él un par de rodajas finas de limón. Poner a continuación la trucha con las hierbas y envolverla sin apretar. Hornear durante 25 minutos en un horno previamente calentado a 200 °C (aire a 180 °C). Se puede acompañar con una ensalada verde con salsa de yogur y hierbas.

Por la noche

Pimientos rellenos

Ingredientes: 2 pimientos rojos pequeños; 4 cucharadas soperas de requesón; sal, pimienta negra; 2 cucharadas soperas de hierbas aromáticas picadas; 4 rebanadas pequeñas de pumpernickel (pan negro).

Preparación: Lavar los pimientos, cortarlos a lo largo y eliminar las semillas. Sazonar el requesón con sal y pimienta. Añadir luego las hierbas. Rellenar las mitades de los pimientos con el requesón y acompañar con pumpernickel.

TENGA ESTO EN CUENTA

Los vegetales verdes y amarillos, como el aguacate, las judías verdes, el pepino, los pimientos verdes, las espinacas, la lechuga y el calabacín contienen clorofila y carotenos. Ambas sustancias ayudan a protegernos de algunos tipos de cáncer.

QUINTO DÍA

Empiece el día saltando a la cuerda y esto le ayudará a poner a tono su organismo. Después de ducharse alternativamente con agua fría y caliente le apetecerá mucho más desayunar.

Por la mañana

Tostada integral con jamón y queso

Ingredientes: 1 rebanada de pan integral; 2 lonchas finas de jamón cocido; 1 rodaja de piña fresca; 1 loncha de queso, por ejemplo gouda o emmental.

Preparación: Tostar el pan en la tostadora. Cubrir la rebanada con el jamón, la piña y el queso. Calentarlo a la parrilla hasta que el queso se funda.

➤ Para beber, tome té o agua mineral.

PISCOLABIS LIGERO

Trocee el resto de la piña y mézclela con un puñado de cerezas frescas. Pique un par de hojas de menta y espárzalas por encima.

A mediodía

Minestrone con arroz

Ingredientes: 300 g de verduras variadas, como por ejemplo zanahorias pequeñas, guisantes, coliflor, etc.; 300 ml de caldo de verduras; sal, pimienta negra; 2 cucharadas soperas de arroz hervido; 1 cucharada sopera de hierbas aromáticas picadas; 1 cucharada sopera de queso parmesano recién rallado.

Preparación: Limpiar, lavar las verduras y trocearlas a continuación. Poner a hervir el caldo y cocer las verduras en él. Sazonar con sal y pimienta. Añadir el arroz y dejar que se caliente. Agregar las hierbas y remover. Finalmente, espolvorear el parmesano sobre la minestrone.

➤ De postre puede comer un plátano pequeño.

BEBIDA LIGERA

Pelar y rallar media manzana y mezclarla con 200 ml de yogur líquido o kéfir. Añadir un poco de canela molida. Beber bien frío.

BEBIDAS

Para saciar su sed lo mejor que puede hacer es beber agua mineral. Pero si a la larga se le hace un poco aburrido, he aquí los valores IG de los principales zumos de frutas:

	IG
Zumo de piña sin azúcar añadido	46
Zumo de manzana sin azúcar añadido	40
Zumo de pomelo sin azúcar añadido	48
Zumo de naranja recién exprimido	46

Por la noche

Ensalada de espárragos con huevo

Ingredientes: 500 g de espárragos verdes; 1 yogur natural (150 g con un 1,5 % de grasa); un par de gotas de zumo de limón; sal y pimienta negra; 1/2 cajita de berros; 1 huevo duro.

Preparación: Cortar el extremo más duro de los espárragos y pelar su cuarto inferior. Cortarlos luego en trozos de 2 cm. Cocer los trozos de espárragos, excepto las puntas, en agua con sal durante unos 8 minutos. Añadir las puntas cuando falten 3 minutos para finalizar la cocción. Mezclar el yogur con un poco de zumo de limón. Sazonar con sal y pimienta. Añadir los berros. Pelar el huevo duro y picarlo. Escurrir bien los trozos de espárragos. Mezclar con el yogur. Espolvorear el huevo duro por encima.

➤ Se puede comer con pan integral.

SEXTO DÍA

La mejor forma de empezar el día es con un par de ejercicios de gimnasia. Después se da una ducha alternando el agua fría y la caliente y ¡en forma!

Por la mañana

Pan integral con queso

Ingredientes: 1 rebanada de pan integral; 1 trocito de mantequilla; 2-3 lonchas de queso Camembert; 1 cucharada sopera de hierbas picadas, semillas de comino o pimienta molida; 1 trocito de pepino.

Preparación: Untar el pan con un poco de mantequilla y cubrirlo con las lonchas de queso. Espolvorear a continuación las hierbas o las especias. Acompañar con unas rodajas de pepino.

- Puede beber té o agua mineral.
- En vez de Camembert también puede emplear Gouda o cualquier otro queso en lonchas y sazonarlo con hierbas o especias.

PISCOLABIS LIGERO

Pelar un aguacate, sacarle el hueso y cortarlo en pequeños trozos. Distribuirlo en un plato y añadirle 50 g de gambas pequeñas. Salpicar con unas gotas de zumo de limón y espolvorear con un poco de pimienta molida.

A mediodía

Rodajas de calabacín gratinado

Ingredientes: 3 calabacines pequeños; 3 lonchas finas de jamón serrano; 6 bolitas de mozzarella; un par de hojas de albahaca.

Preparación: Limpiar los calabacines, lavarlos y cortarlos en rodajas no demasiado finas. Colocarlas sobre papel para hornear y ponerlas en el horno precalentado a 180 °C (aire a 160 °C). Hornear hasta que estén doradas por ambas caras. Mientras tanto, cortar el jamón en tiras finas y la mozzarella a rodajas. Cubrir las rodajas de calabacín primero con jamón y luego con el queso. Gratinar en el horno hasta que el queso se haya fundido totalmente.

BEBIDA LIGERA

Meter en la licuadora tres tomates y una chalota troceados. Condimentar con sal, pimienta y perifollo.

Por la noche

Melón con jamón

Ingredientes: 1 melón; 6 finas lonchas de jamón de Parma; 4 pequeñas rebanadas de pan negro.

Preparación: Cortar el melón en trozos finos y cubrirlos con el jamón. Acompañar con el pan negro.

SÉPTIMO DÍA

Camine a paso ligero por algún parque cercano o a lo largo de la orilla del río. Después de una ducha alternando agua caliente y fría ya estará listo para afrontar una nueva jornada.

Por la mañana

Huevos revueltos con hierbas y pan integral

Ingredientes: 2 huevos pequeños; 2 cucharadas soperas de agua mineral; sal, pimienta negra; 1 cucharada sopera de hierbas picadas; 1 trocito de mantequilla; 4 rebanadas pequeñas de pumpernickel (pan negro).

Preparación: Batir lo huevos con el agua mineral. Sazonar con sal y pimienta y añadir las hierbas. Fundir la mantequilla en una sartén y añadir el batido de huevos. Dejar cocer a fuego lento y remover de vez en cuando con una cuchara de madera. Comer acompañando con las rebanadas de pumpernickel.

➤ Según sus preferencias, puede beber té o agua mineral sin gas.

PISCOLABIS LIGERO

➤ Lavar bien un pepino y rallarlo sin pelar. Mezclar con un yogur natural (150 g, 1,5 % de grasa). Sazonar con sal, pimienta y puntas de eneldo picado. Disfrútelo.

A mediodía

Filete de ternera con verdura

Ingredientes: 150 g de filete de ternera; 1/4 l de consomé; 1 zanahoria; 2 cebollas de primavera; 100 g de pimiento; 1 trocito de mantequilla; sal, pimienta negra; 1 cucharada sopera de hierbas picadas.

Preparación: Cocer el filete en el consomé durante 15 minutos, extraerlo y conservarlo cubierto y caliente. Pelar y/o lavar las verduras. Cortar la zanahoria y los pimientos a tiras de 5 cm. Cocer en el caldo. Untarlos luego con mantequilla un poco fundida. Condimentar con sal, pimienta y las hierbas picadas. Emplearlas como guarnición para el filete.

- Para beber puede tomar agua mineral o zumos de verduras o fruta rebajados con agua mineral.
- Las verduras puede variarlas en función de la época del año. Los espárragos verdes son una alternativa excelente. Úntelos con mantequilla y sazónelos con perifollo.

BEBIDA LIGERA

Mezcle 1 cucharada sopera de hierbas picadas con 200 ml de yogur líquido o kéfir. Bébalo enseguida.

TENGA ESTO EN CUENTA

Si le gusta «picar» o beber algo antes de irse a dormir, aquí tiene un par de sugerencias:

- Trocee finamente dos albaricoques secos y mézclelos con una cucharada sopera de copos de avena integral y dos cucharadas soperas de requesón. Unte una tostada con un poco de requesón y cúbrala con una fina capa de nueces o avellanas picadas.
- Beba un gran vaso de leche caliente con miel. Mezcle una cucharada sopera de copos de avena integral tostados con un par de nueces. Cómase una manzana grande. Disfrute de una ración de palomitas de maíz sin azúcar ni sal. Corte un kiwi por la mitad y cómase su pulpa con una cuchara.

Por la noche

Ensalada de fruta con avellanas

Ingredientes: 1 naranja; 1 kiwi; un par de uvas; 2 cucharadas soperas de zumo de naranja; 1 cucharada sopera de avellanas picadas; 4 rebanadas pequeñas de pumpernickel; 1 cucharada sopera de requesón; un poco de miel líquida.

Preparación: Lavar y/o pelar las frutas. Cortar la naranja y el kiwi a rodajas. Partir las uvas por la mitad. Mezclar las frutas y añadir el zumo de naranja. Espolvorear con las avellanas picadas. Untar las rebanadas de pan negro con requesón. Añadir un poco de miel si se desea. Consumir junto con la ensalada de fruta.

EVITE LAS PÉRDIDAS DE NUTRIENTES

Las vitaminas y los minerales pueden deteriorarse por la acción de la luz, el aire, el agua y el calor. Es decir, que si las frutas y verduras se almacenan mal, se lavan durante demasiado tiempo o se calientan demasiado se pierden algunos componentes muy importantes. Por tanto, lo mejor es que compre la fruta y la verdura a diario en pequeñas cantidades y que las consuma lo antes posible. Muchas frutas y verduras congeladas contienen más nutrientes que las que se venden frescos porque se las congela inmediatamente después de la recolecta. De esta forma, los minerales y las vitaminas quedan a salvo de la acción de los agentes externos. Si compra productos frescos procure hacerlo directamente del agricultor.

A tener en cuenta:

- *Procure comer cruda la fruta y también las verduras tales como pimientos, tomates, pepinos, rábanos, hinojo, zanahorias y lechuga.*
- *Si va a sazonar las verduras y otros platos con hierbas frescas picadas, hágalo al final de todo y una vez finalizada su cocción.*
- *Prepare los platos de verduras inmediatamente antes de consumirlos.*
- *Corte las frutas y verduras a trozos grandes y solamente después de haberlas lavado.*
- *Cocine con métodos que no destruyan los nutrientes, como al vapor, a la plancha o asando con papel de aluminio.*

- *Cueza las verduras durante el menor tiempo posible.*
- *Una vez preparada la comida, no la conserve caliente durante demasiado tiempo.*
- *Beba regularmente zumos de frutas o verduras recién exprimidas.*
- *Si quiere picar entre horas, coma verduras crudas o fruta.*

ADELGAZAR ES FÁCIL

Si sigue la dieta adecuada y practica algo de deporte pronto podrá solucionar sus problemas de sobrepeso. Hasta ahora ya ha podido ver cómo actúan los llamados «fatburner». ¿Pero qué pasa con las actividades deportivas? Porque no es posible alcanzar buenos resultados solamente con la dieta.

¿Es usted una de esas personas comodonas que siempre se esfuerzan por no moverse más de la cuenta? En este caso le ha llegado la hora de empezar a cambiar y hacer algo de ejercicio a diario. Pero esto no tiene nada que ver con una práctica deportiva.

Es así de fácil:

- *Camine a paso ligero cuando salga de casa para ir a la panadería o a comprar el periódico.*
- *Por la mañana, bájese del autobús o del tranvía una o dos paradas antes y siga el trayecto a pie, o emplee la bicicleta para ir al despacho.*
- *Suba por las escaleras en vez de usar el ascensor o las escaleras mecánicas.*
- *El descanso de mediodía no lo pase en el bar de la esquina. Vaya a pasear por el parque o dé un par de vueltas a la manzana.*
- *Si su trabajo le obliga a pasar muchas horas sentado, haga de vez en cuando una pausa y realice un par de ejercicios de gimnasia.*
- *Procure pasar poco tiempo delante del televisor. Aquí se une la falta de movimiento al aporte de calorías en forma de alimentos salados o dulces para picar.*

- *Salga a dar un corto paseo antes de irse a dormir, tanto si hace buen tiempo como si llueve o nieva.*

ACTIVIDADES DEPORTIVAS

No es necesario que entrene durante varias horas al día como hacen los atletas profesionales. Lo único importante es que haga ejercicio con regularidad. Para esto no es necesario que acuda a un gimnasio ni que se haga socio de un club de tenis o de golf. Basta con que vaya a caminar por el parque. Es lo que algunos conocen como «walking», y que no es otra cosa que caminar a paso ligero. No se trata de intentar batir ningún récord, sino de caminar 1/2 hora a un paso regular. No tiene que llegar a sudar ni a padecer una taquicardia. Caminar es algo que puede hacerse en cualquier lugar y a cualquier hora del día.

Si por la mañana dedica 10 minutos a realizar un par de ejercicios de gimnasia, como pesas o saltar a la cuerda, al cabo de poco tiempo notará que se siente mejor y más en forma. El ejercicio físico le hará perder algunos kilos y mejorará su figura.

Nadar e ir en bicicleta son dos ejercicios muy buenos para la figura, porque en ellos intervienen muchos músculos. Por tanto, por la noche es mejor que se vaya un rato a la piscina o que pedalee un poco por el parque en vez de quedarse en casa sentado ante el televisor.

El deporte despierta el apetito. Pero no consuma ahora productos que engordan y decídase por una pieza de fruta, algo de requesón o un yogur con copos de avena tostados. Puede calmar la sed bebiendo agua mineral o zumo de manzana.